GHIDUL PACIENTULUI LARINGECTOMIZAT ÎN TIMPUL PANDEMIEI COVID-19

Laryngectomee Guide for the COVID-19 Pandemic
Romanian Edition

Itzhak Brook, M.D., M.Sc.

Traducere din limba engleză de:

Prof. Univ. Dr. Șerban Vifor Gabriel Berteșteanu

Conf. Univ. Dr. Raluca Grigore

Șef Lucrări Dr. Bogdan Popescu

Dr. Roxana-Gabriela Androne

Dr. Irena-Iulia Dayeh

Dr. Irina-Doinița Oașă

Dr. Gloria-Simona Munteanu

Dr. Anca Cîrstea

Sub coordonarea: Șef Lucrări Dr. Alina Lavinia Antoaneta Oancea

Traducere publicată în limba română cu acordul Dr. Itzhak Brook

CUPRINS

Dedicație

Acest ghid este dedicat colegilor mei laringectomizați și celor care îi îngrijesc, pentru curajul și persevernța lor.

Responsabilitate

Dr. Itzhak Brook nu este un expert în otorinolaringologie și chirurgie a capului și gâtului. Acest ghid nu este un substitut pentru îngrijirea medicală efectuată de către profesioniștii din domeniul medical.

Introducere

Pandemia de Coronavirus (COVID-19) prezintă numeroase provocări medicale, sociale și psihologice pentru laringectomizați și pentru furnizorii lor de servicii medicale. Ghidul pacientului laringectomizat în timpul pandemiei cu COVID-19 oferă informații laringectomizaților și purtătorilor de canulă traheală despre cum să facă față pandemiei cu COVID-19. Acesta conține informații despre cum să preveniți infecția și cum să faceți față depresiei, izolării sociale, fibrozei, limfedemului, problemelor legate de secreția de mucus și scurgerilor de la nivelul protezei vocale. De asemenea, sunt oferite sugestii despre cum să faceți față dilatației esofagiene, spitalizării, menținerea condiției fizice și alimentației adecvate.

Informații suplimentare despre îngrijirea pacientului laringectomizat pot fi găsite în „Ghidul pacientului laringectomizat", „Ghidul pacientului laringectomizat - ediție extinsă" (ambele disponibile gratuit sub formă de eBook, broșate și Kindle prin Amazon, vezi pagina xxx). Informații similare sunt disponibile și pe site-ul meu „My Voice" (https://dribrook.blogspot.com/). Ghidurile și site-ul web conțin informații despre efectele secundare ale iradierii și chimioterapiei, metode de vorbire după laringectomie, cum să aveți grijă de căile respiratorii, stomă, filtrul pentru reglarea umidității și căldurii și proteza vocală. În plus, abordează problemele legate de alimentație și de înghițire, probleme medicale, stomatologice și psihologice, respirație și anestezie, spitalizare și călătoria ca laringectomizat.

Informațiile și sfaturile date în Ghidul pacientului laringectomizat în timpul pandemiei cu COVID-19 se bazează pe recomandările și cunoștințele disponibile în momentul pregătirii ghidului la 1 iunie 2020. Informațiile și cunoștințele despre prevenirea și gestionarea COVID-19 sunt în continuă creștere și evoluție. Deoarece recomandările pentru prevenirea și tratamentul COVID-19 se pot schimba, este important să urmați actualizările departamentului local de sănătate și ale Centrului pentru Prevenirea și Controlul Bolilor și consultarea cu profesioniștii din domeniul medical.

Deși acest ghid nu înlocuiește îngrijirile medicale profesionale, acesta poate fi util pentru laringectomizați și pentru cei care îi îngrijesc în gestionarea vieții și pentru a face față provocărilor pandemiei cu COVID-19.

Capitolul 1:

Prevenția și protecția purtătorilor de canulă traheală (inclusiv laringectomizații) și a pacienților cu cancer împotriva COVID-19

Prevenția infectării cu SARS-CoV-2 a purtătorilor de canulă traheală (inclusiv laringectomizații)

Majoritatea persoanelor experimentează mai puține „răceli" după laringectomie. Se crede că acest lucru se datorează faptului că virusurile respiratorii infectează în primul rând nasul înainte de a se răspândi în alte zone ale corpului (inclusiv plămânii). Deoarece laringectomizații nu inspiră prin nas, acest mod de transmitere este rar.

Cu toate acestea, toate virusurile respiratorii (inclusiv COVID-19) pot infecta corpul prin nas, gură, conjunctivă și stomă traheală după ce sunt inhalate sau introduse de un obiect sau de o mână contaminate. Prin urmare, este înțelept ca laringectomizații să fie mai vigilenți în a se proteja.

Laringectomizații pot fi, de asemenea, expuși riscului de consecințe nefaste ulterioare infectării cu SARS-CoV-2 din cauza altor comorbidități medicale (de exemplu: boli pulmonare cronice, boli vasculare periferice, boli cardiace, boli cerebrovasculare, diabet, istoric de cancer subiacent) și tendința la colapsul lobilor pulmonari inferiori (atelectazie) datorită pierderii rezistenței căilor respiratorii superioare. În plus, deoarece mulți laringectomizați au antecedente de fumat/tabagism, ei sunt, de asemenea, predispuși la infecții acute datorate funcției mucociliare afectate și iritației mucoasei cauzate de aerul rece și uscat.

Informațiile și cunoștințele despre prevenirea și gestionarea infecției cu SARS-CoV-2 sunt în creștere și în continuă evoluție/dezvoltare. Deoarece recomandările pentru prevenirea și tratamentul COVID-19 se pot modifica, este important să urmați actualizările departamentului local de sănătate și ale Centrului pentru Prevenirea și Controlul Bolilor și consultarea cu profesioniștii din domeniul medical.

Dacă o persoană care intră în contact apropiat cu laringectomizatul este expus sau infectat cu COVID-19, el/ea va trebui să se autocarantineze și să evite orice contact cu purtătorul de canulă traheală. Este important ca laringectomizații să se protejeze pe ei și pe cei din comunitate împotriva COVID-19. Datorită riscului crescut de aerosolizare din stomă, potențialul de a deveni „super infectanți" necesită ca pacienții cu laringectomie totală să își acopere întotdeauna stoma în public. Cea mai bună protecție împotriva aerosolizării și inhalării particulelor virale din comunitate este acoperirea stomei cu un dispozitiv pentru reglarea umidității și căldurii (HME) care include un filtru bacterian și/sau viral. Mulți pacienți preferă să utilizeze canula traheală simplă, dar în timpul acestei pandemii, un HME atașat la stomă cu o placă de bază permite o etanșeizare care va forța tot aerul prin HME, minimizând astfel și mai mult aerosolizarea. Dacă pacientul nu poate obține o etanșeizare bună cu placa de bază HME, poate folosi canule traheale simple care sunt compatibile cu filtrele HME.

Laringectomizații se pot proteja pe ei înșiși și pe cei din jur, urmând acești pași:

- Purtarea dispozitivului pentru reglarea umidității și căldurii (HME) 24/7 mai ales atunci când vă aflați în preajma altor persoane. HME cu o capacitate mai mare de filtrare ar funcționa mai bine în reducerea riscului de inhalare a virusului (adică Provox Micron™). (**Imaginea 1**) Provox Micron are un filtru electrostatic și o rată de filtrare >99,9%, iar capacul său previne contactul direct al degetelor cu stoma atunci când pacientul vorbește. Purtarea acestuia protejează și alte persoane atunci când laringectomizatul este infectat. Acesta are o activitate maximă în primele 24 de ore de utilizare. Adaptorul pentru carcasa Provox HME permite utilizarea unei carcase Provox HME la orice tub de traheostomie cu un conector ISO de 15 mm. Cei cu traheostomie se pot proteja folosind ProTrach XtraCare HME.

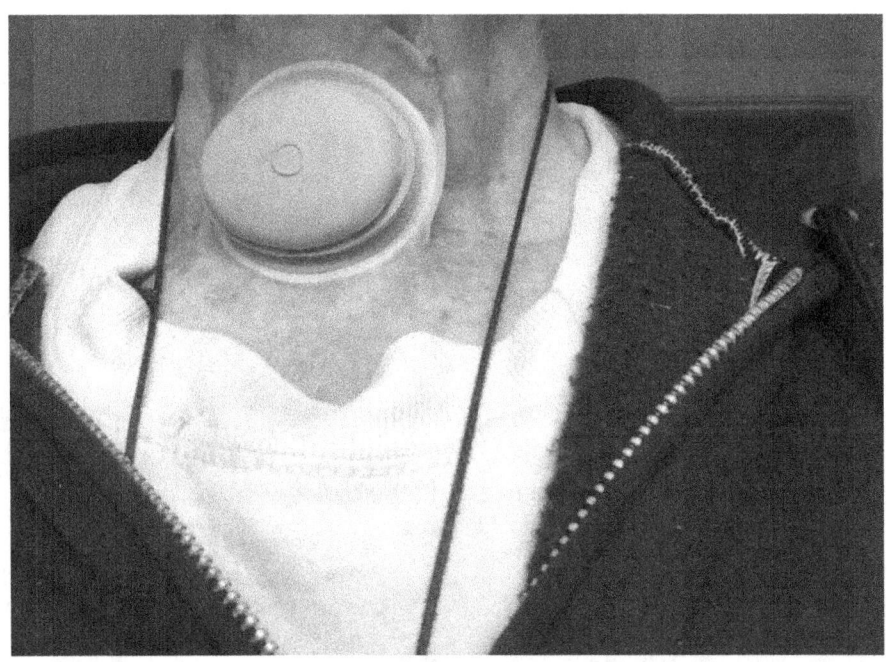

Imaginea 1: Dispozitiv pentru reglarea umidității și căldurii (HME) Provox

- Purtarea HME hands-free (deoarece nu necesită atingere la vorbire) la cei care folosesc vorbirea traheoesofagiană. Cei care folosesc un HME obișnuit ar trebui să se spele pe mâini înainte de a-și atinge HME.
- Purtarea unei măști chirurgicale (**Imaginea 2, 3**), helancă de bumbac 100% sau eșarfă peste stomă. Legați șnururile superioare ale măștii în jurul gâtului, utilizați șnururi de extensie suplimentare pentru a conecta cele două șnururi inferioare ale măștii sub brațe și în spate. (**Imaginile 4-6**)
- Purtarea unei măști chirurgicale sau respirator suplimentar peste nas și gură și ochelari de protecție sau vizieră (**Imaginile 2, 3**). Acest lucru poate împiedica virusul să pătrundă în corp prin aceste orificii sau să se răspândească la alte persoane atunci când pacientul este infectat. Bărbații trebuie să-și radă părul facial înainte de a purta mască chirurgicală sau respirator. Dacă este purtată corespunzător, o mască chirurgicală poate ajuta la blocarea picăturilor cu particule mari, stropilor sau spray-urilor care pot conține microorganisme (viruși și bacterii). (**Imaginea 7**) Deși o mască chirurgicală poate fi eficientă în blocarea stropilor și a picăturilor cu particule mari, aceasta nu filtrează sau blochează particulele foarte mici din aer care pot fi transmise prin tuse și strănut. Purtarea măștii pe stomă și față servește, de asemenea, la prevenirea atingerii acestor locuri cu mâinile murdare.

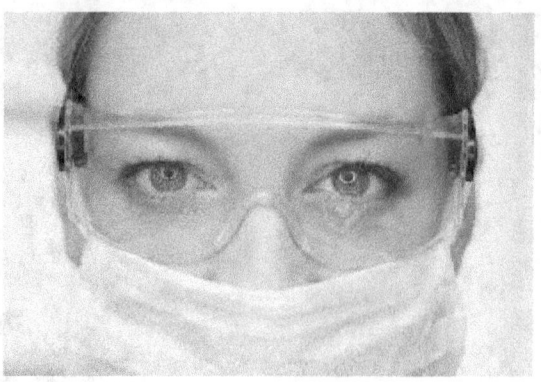

Imaginea 2: Purtarea unei măști chirurgicale peste nas şi gură şi ochelari de protecţie

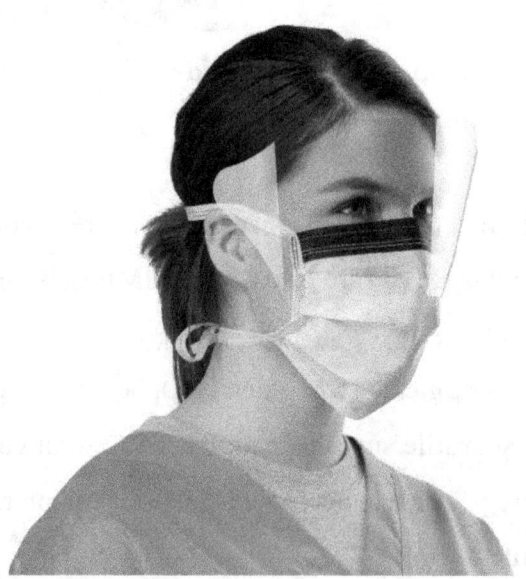

Imaginea 3: Purtarea vizierei şi a măştii chirurgicale

- Spălaţi-vă mâinile des cu apă şi săpun timp de cel puţin 20 de secunde. Folosiţi un dezinfectant pentru mâini pe bază de alcool, în concentraţie de cel puţin 60% alcool, dacă nu există apă şi săpun. Acest lucru este deosebit de important înainte de a manipula stoma şi de a atinge HME atunci când este folosită vorbirea traheoesofagiană.

- Evitarea atingerii stomei, HME, ochilor, nasului şi gurii cu mâinile murdare. O rutină utilă este să folosiţi mâna nedominantă pentru a atinge stoma, iar mâna dominantă pentru alte activităţi (de exemplu atingerea unei clanţe).

- Evitarea contactului propiat cu persoanele bolnave şi evitarea locurilor publice sau aglomerate.

- Curățarea și dezinfectarea obiectelor și suprafețelor utilizate frecvent.

Cei care sunt în contact apropiat cu purtătorii de canulă traheală, îi pot expune la virus atunci când sunt infectați cu SARS-CoV-2, fie ei asimptomatici sau simptomatici. Aceste persoane, precum și cei cu stomă traheală, trebuie să respecte o igienă minuțioasă a mâinilor și să poarte măști chirurgicale, mănuși, ochelari de protecție sau viziere și alte articole de protecție ori de câte ori sunt în contact unul cu celălalt.

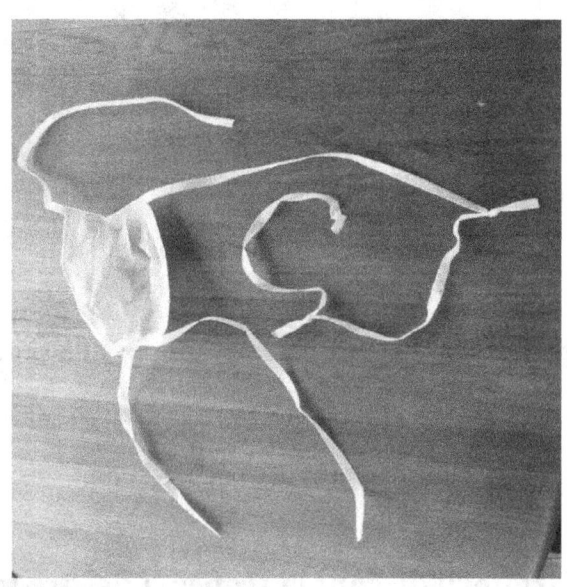

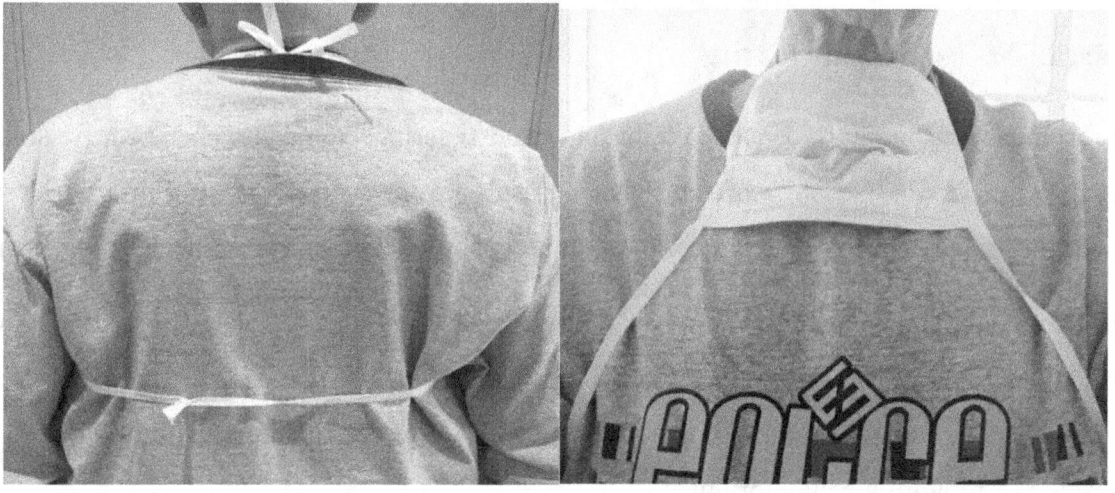

Imaginile 4-6: Purtarea unei măști faciale modificate peste stomă

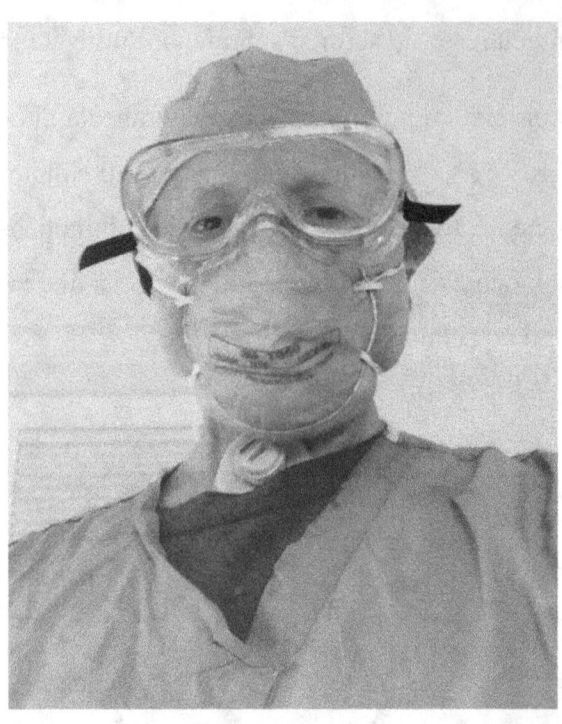

Imaginea 7: Protecție folosind Provox Micron, mască N95 și ochelari de protecție

Informații pentru purtătorii de canulă traheală despre măștile chirurgicale, măștile N95 și măștile textile

Se recomandă ca purtătorii de canulă traheală , inclusiv laringectomizații, să-și acopere stoma (chiar și atunci când se utilizează un HME), nasul și gura cu două măști chirurgicale sau respirator (numai stoma), iar dacă acestea nu sunt disponibile, cu un capac moale (din pânză).

Dacă este purtată corespunzător, o mască chirurgicală poate ajuta la blocarea picăturilor cu particule mari, stropilor, sau spray-urilor care pot conține microorganisme (viruși și bacterii). Măștile chirurgicale pot contribui, de asemenea, la reducerea expunerii altor indivizi la secrețiile respiratorii ale purtătorului.

În timp ce o mască chirurgicală poate fi eficientă în blocarea stropilor și a picăturilor cu particule mari, aceasta nu filtrează sau blochează particulele foarte mici din aer care pot fi transmise prin tuse și strănut. Este important să rețineți că utilizarea unei măști N95 și a unei viziere poate să nu fie 100% eficientă în prevenirea transmiterii COVID-19. Două metaanalize recente; de Smith şi colab., şi Long şi colab., nu au reuşit să demonstreze superioritatea măştilor N95 faţă de măştile chirurgicale standard în prevenirea gripei.

Un respirator N95 („N" înseamnă că nu este eficient împotriva materialelor uleioase, „95" înseamnă că 95% din particulele ne-uleioase din aer sunt filtrate, iar „respirator" înseamnă un dispozitiv care protejează împotriva inhalării particulelor periculoase) funcţionează prin asigurarea atât unei bariere fizice, cât şi a unei bariere electrostatice pentru picăturile care transportă particule de virus SARS-CoV-2. (**Imaginea 8**) Sunt 95% eficiente la filtrarea particulelor mai mari de 0,3 microni. Deşi particulele de virus sunt mai mici de 0,2 microni, ele sunt transportate de picături mult mai mari de apă, mucus şi salivă. Deoarece porii din respirator au o dimensiune de aproximativ 1 micron, componenta electrostatică a filtrării este foarte importantă în asigurarea protecţiei.

Stratul exterior al măştii N95 este fabricat dintr-un material rezistent la lichide pentru a împiedica pătrunderea umezelii, iar stratul interior este realizat din ţesătură sintetică. Când este spălat cu apă şi săpun, îşi pierde mult din eficienţă. Lumina UV şi vaporii de H_2O_2, precum şi temperatura caldă şi umedă distrug viruşii fără a deteriora ţesătura sintetică şi pot permite reutilizarea fără a reduce eficienţa.

Dacă un respirator este refolosit, trebuie să se acorde mare atenţie la îndepărtarea măştii fără a atinge suprafeţele acesteia şi, astfel, contaminarea ei. Este necesară o montare atentă. Testarea măştii se face prin pulverizarea zaharinei pe suprafaţa sa; dacă se poate inhala şi gusta zaharina, masca nu îndeplineşte standardele. Dacă se poate simţi mirosul de ceapă, usturoi sau alcool din respiraţia cuiva, el/ea este prea aproape, la 2 metrii sau nu.

Dovezile actuale sugerează că SARS-CoV-2 este mai greu de transmis printr-o suprafaţă moale, cum ar fi măştile de ţesătură sau pânză (supravieţuieşte până la 24 de ore) decât pe suprafeţe dure, cum ar fi clanţele uşii, butoanele liftului, blaturile de masă, vesela, pahare de băut etc. unde ar putea supravieţui 3-4 zile. Cu toate acestea, măştile de ţesătură şi pânză de la cineva cu COVID-19 pot fi spălate în apă fierbinte împreună cu ale restului familiei, deoarece temperatura este suficient de ridicată pentru a distruge virusul.

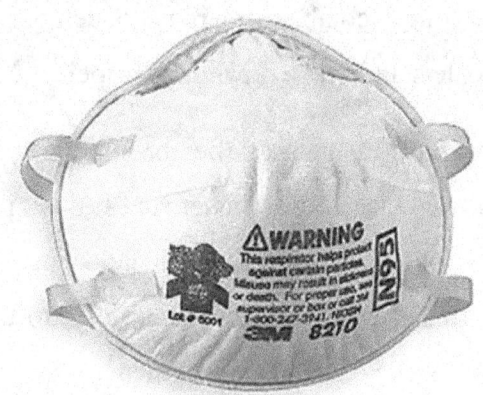

Imaginea 8: Respirator N95

Barba sau părul facial interferează cu eficacitatea măștii faciale împotriva COVID-19

CDC recomandă acopeririea nasului și gurii (de exemplu, mască chirurgicală, respirator) în medii publice în care alte măsuri de distanțare socială sunt dificil de întreținut (de exemplu magazine alimentare, farmacii), în special în zonele cu transmitere comunitară semnificativă. Deși laringectomizații și cei cu traheostomie respiră prin stomă, se recomandă ca aceștia să poarte o mască facială în plus pe lângă acoperirea stomiei cu o mască modificată sau HME.

Asigurarea etanșeizării măștii faciale este o parte vitală a practicilor de protecție respiratorie. Părul facial care se întinde de-a lungul zonei de etanșare a unui respirator sau a unei măști faciale, cum ar fi barba, perciunii sau unele mustăți, va interfera cu respiratoarele care se bazează pe o garnitură strânsă pentru a obține o protecție maximă. (**Imaginea 9**) Gazele, vaporii și particulele de virus din aer vor lua calea cu cea mai mică rezistență și vor ocoli partea respiratorului care captează sau filtrează particulele. Acest lucru poate permite virusului SARS-CoV-2 să acceseze căile respiratorii.

Prin urmare, se recomandă ca toți indivizii, inclusiv cei care respiră prin gât, să-și îndepărteze părul facial înainte de a purta o mască. Rasul poate fi o provocare pentru cei care au avut disecție radicală a gâtului din cauza amorțirii feței. Utilizarea unui aparat de ras electric permite îndepărtarea în siguranță a părului fără a răni pielea.

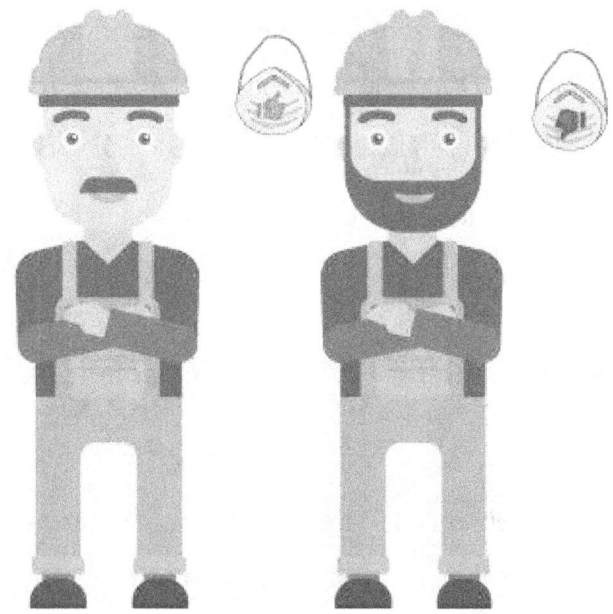

Imaginea 9: Părul facial și mască chirurgicală

Protejarea pacienților imunocompromiși împotriva COVID-19

Adulții mai în vârstă, persoanele care suferă de afecțiuni medicale grave, cum ar fi bolile cardiace sau pulmonare, diabetul și persoanele imunodeprimate, par să prezinte un risc mai mare de a dezvolta complicații grave din cauza bolii COVID-19. Cu cât numărul de factori de risc este mai mare, cu atât riscul este mai mare.

Exemple de persoane cu sistem imunitar slăbit includ persoanele cu HIV/SIDA, pacienții cu cancer și transplant care iau anumite medicamente imunosupresoare și cei cu boli moștenite care afectează sistemul imunitar.

Persoanele cu cancer, inclusiv de cap și gât, prezintă un risc mai mare de a suferi o infecție gravă și care pune viața în pericol atunci când au și următoarele comorbidități:

- Vârsta >55 ani
- Boală pulmonară preexistentă
- Boli renale cronice
- Hipertensiune și/sau boală cardiovasculară
- Diabet zaharat
- Imunosupresie inclusiv: tratament cronic cu Prednison (>20 mg/zi), produse biologice, transplant, chimioterapie și HIV. Riscul de a dezvolta boli severe poate depinde de gradul de supresie imună.

17

Aceste persoane, precum şi cei care sunt în contact strâns cu ei, ar trebui să fie foarte vigilenţi în respectarea instrucţiunilor CDC şi ale guvernului local. Este recomandat ca aceştia să se izoleze acasă şi să evite orice contact. https://www.cdc.gov/coronavirus/2019-ncov/index.html

Este recomandată contactarea medicilor pentru a vă îndruma în caz de îmbolnăvire.

Cum să faceţi faţă pandemiei COVID-19 ca pacient cu cancer al capului şi gâtului

Pandemia COVID-19 este deosebit de stresantă pentru cei care urmează tratament pentru cancerul de cap şi gât, cei care îi îngrijesc şi supravieţuitorii cancerului.

Din cauza numărului tot mai mare de pacienţi cu infecţii COVID-19, multe sisteme de sănătate au adoptat strategii pentru a oferi îngrijiri adecvate pacienţilor care nu suferă de COVID-19, reducând în acelaşi timp riscul transmiterii infecţiei la pacienţi şi la personalul medical. Consideraţiile suplimentare includ disponibilitatea limitată a sălilor de operaţie, a paturilor de internare şi lipsa echipamentelor de protecţie personală necesare pentru a asigura condiţii de igienă şi siguranţă.

Mai jos este o scurtă schiţă a unora dintre schimbările din viitorul apropiat pregătite de Alianţa pentru Cancerul Capului şi Gâtului (modificată).

Persoanele care sunt în timpul tratamentului (în special chimioterapie) prezintă un risc crescut de a se infecta. Este foarte important ca aceştia şi cei în contact strâns cu ei să urmeze instrucţiunile CDC şi ale guvernului local:

- Spălaţi-vă mâinile cu apă şi săpun frecvent, timp de 20 de secunde, inclusiv încheieturile mâinilor.
- Dacă nu puteţi spăla mâinile, folosiţi un dezinfectant pentru mâini şi frecaţi-le timp de 20 de secunde.
- Dezinfectarea suprafeţelor utilizate în mod frecvent, cum ar fi blaturile, clanţele şi telefoanele.
- Evitarea contactului direct cu alţii, cum ar fi îmbrăţişarea sau strângerea mâinilor şi distanţarea la cel puţin 2 metri de alte persoane.
- Evitarea grupurilor mari de şase sau mai multe persoane, mai ales atunci când se află într-un spaţiu închis.

- Evitarea folosirii la comun a paharelor sau ustensilelor.

- Acoperirea gurii sau a stomei în timpul tusei sau strănutului.

- Purtarea unei măști faciale și ochelari de protecție atunci când există riscul expunerii la virus.

- Evitarea contactului cu oricine are o infecție cunoscută cu SARS-CoV-2 sau cu persoane bolnave.

- Evitarea călătoriilor cu avionul sau cu alte mijloace de transport în comun.

- Anunțați imediat medicul atunci când vă simțiți rău (manifestați tuse, febră, dureri musculare sau alte simptome) sau dacă ați contactat persoane cunoscue sau suspecte de infecție cu SARS-CoV-2. Poate fi necesar să fiți evaluat și testat pentru virus.

Pacienții care au terminat terapia sunt evaluați în mod regulat pentru a monitoriza recurența cancerului și pentru a aborda oricare dintre efectele secundare ale tratamentului lor. În criza actuală, aceste vizite nu sunt urgente și pot crește riscul expunerii la SARS-CoV-2 atât pentru supraviețuitori cât și pentru medici. Drept urmare, multe spitale amână intervențiile chirurgicale non-urgente, vizitele de rutină și evaluările imagistice (precum CT și PET-CT) pentru a minimiza riscul de transmitere și pentru a conserva resursele de îngrijire care ar putea fi în cantitate limitată. Cu toate acestea, dacă un pacient prezintă noi semne sau simptome de cancer (de exemplu agravarea durerii la nivelul gurii sau gâtului, modificări ale vocii sau înghițirii, o leziune din gură care nu s-a vindecat în 2 săptămâni, durere inexplicabilă a urechii, umflătură nouă la gât) el/ea trebuie să informeze medicul, deoarece este posibil să fie nevoie de un consult.

În timp ce distanțarea socială, izolarea și carantina la domiciliu sunt eficiente în reducerea incidenței COVID-19, ele cresc riscurile pentru sănătate din alte cauze. Izolarea socială în rândul adulților în vârstă este asociată cu un risc crescut de probleme cardiovasculare, autoimune, neurocognitive și de sănătate mintală. Prin urmare, este important ca indivizii să nu își neglijeze problemele medicale în timpul pandemiei.

Unele instituții oferă vizite clinice virtuale (telemedicină – cu furnizorii de servicii medicale prin intermediul unui apel video conferință) în efortul de a reduce expunerea pacienților și a personalului medical. În timp ce vizitele virtuale și telemedicina nu vor înlocui niciodată complet interacțiunile în persoană, în perioade de criză ele pot oferi un mijloc eficient de a menține o relație pacient-medic, permițându-le să se angajeze într-o conversație direcționată despre simptome și preocupări specifice bolii și pentru a discuta planurile viitoare de îngrijire.

Vizitele virtuale pot fi foarte importante pentru supraviețuitorii cancerului de cap și gât, deoarece reduc expunerea individuală a pacientului în clinici și spitale și reduc la minimum riscul pentru alți pacienți bolnavi de cancer, cu un sistem imunitar compromis, precum și pentru furnizorii de servicii medicale și personal. Supraviețuitorii și îngrijitorii lor ar trebui să fie asigurați că aceste întâlniri sunt o abordare solidă a supravegherii cancerului și pot permite medicilor să identifice pacienții care ar putea necesita o vizită personală.

Alte considerații generale:

- Menținerea unei comunicări strânse cu familia/cei dragi și echipa de medici
- A avea o cantitate suficientă (pentru cel puțin 2 săptămâni) de produse alimentare ușor de conservat, prescripții, produse de curățare și alte elemente esențiale
- Contactați medicul pentru a vă asigura că aveți acces adecvat la medicamentele eliberate pe bază de rețetă și la consumabilele necesare (de exemplu pentru hrănirea pe tub, consumabilele pentru traheostomă și echipamentul de protecție personală)

Purtătorii de canulă traheală (laringectomizații și cei cu traheostomie) prezintă probabil un risc mai mare de infectare cu SARS-CoV-2 din cauza expunerii crescute a căilor respiratorii. Aceste persoane trebuie să respecte precauții speciale (vezi mai sus).

Testarea COVID-19 a laringectomizaților

Două tipuri de teste sunt disponibile pentru COVID-19: teste virale și teste pentru anticorpi.

- Un test viral arată dacă cineva are o infecție activă. Se obține prin colectarea unui specimen nazofaringian (de exemplu, nazal, orofaringian) cu un tampon. Dispozitivele de respirație prin gât trebuie testate în două locații: prin colectarea unui specimen nazofaringian, precum și a unui exemplar stomal.
- Un test pentru anticorpi se obține prin obținerea unei probe de sânge. Acesta arată dacă o persoană a avut o infecție anterioară.

Cei al căror test viral este pozitiv și sunt bolnavi sau au grijă de cineva trebuie să ia măsuri de protecție.

Un rezultat negativ al testului viral înseamnă doar că persoana testată nu are COVID-19 în momentul testării. Dacă testul viral este pozitiv sau negativ pentru COVID-19, persoana testată ar trebui totuși să ia măsuri preventive pentru a se proteja pe sine și pe ceilalți.

Este posibil ca un test pentru anticorpi să nu poată arăta dacă o persoană are o infecție curentă, deoarece poate dura 1-3 săptămâni după infectare pentru a produce anticorpi. În prezent, nu se știe dacă a avea anticorpi împotriva virusului poate proteja pe cineva de a se infecta din nou cu virusul sau cât de mult poate dura această protecție.

CDC are îndrumări pentru cine ar trebui testat, dar deciziile cu privire la testare sunt luate de către departamentele de sănătate de stat și locale sau de către furnizorii de servicii medicale.

Vedeți mai multe detalii la https://www.cdc.gov/coronavirus/2019-ncov/symptoms-testing/testing.html și https://www.cdc.gov/coronavirus/2019-nCoV/lab/index.html

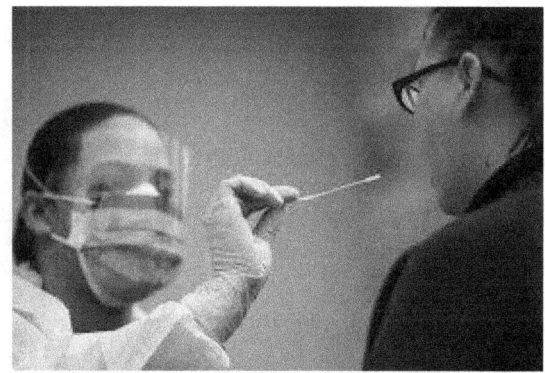

Imaginea 10: Obținerea unui specimen

Capitolul 2:

Probleme psihologice şi sociale ale pacienţilor cu cancer al capului şi gâtului (inclusiv laringectomizaţii) cauzate de pandemia COVID-19

Probleme de sănătate mintală la pacienţii cu cancer al capului şi gâtului (inclusiv laringectomizaţii) cauzate de pandemia COVID-19

Actualul focar COVID-19 provoacă depresie, frică, anxietate şi stres la nivel social. De asemenea, a fost observată o creştere a deceselor prin sinucidere în această perioadă de carantină. La nivel individual, se pot exacerba anxietatea şi simptomele asemănătoare psihozei, precum şi problemele mentale nespecifice (de exemplu probleme de dispoziţie, tulburări de somn, comportamente asemănătoare cu fobia, simptome asemănătoare panicii). Pacienţii cu cancer de cap şi gât (PCCG) sunt mai vulnerabili la aceste probleme psihologice, precum şi la infecţia virală. Laringectomizaţii pot resimţi izolare socială crescută şi singurătate.

La acestea contribuie dificultăţile de a primi îngrijiri medicale şi de diagnostic, medicamente eliberate pe bază de reţetă, consumabile medicale şi situaţia economică.

PCCG cu probleme de sănătate mintală, cum ar fi tulburările obsesiv-compulsive (TOC) şi tulburarea de stres post-traumatic (PTSD), tulburările de anxietate, depresia şi paranoia pot prezenta exacerbarea simptomelor lor.

PCCG pot fi proactivi şi pot atenua o parte din vulnerabilitatea lor psihologică prin:

- Ajutor şi sprijin din partea profesioniştilor din domeniul sănătăţii mintale (de exemplu psihiatri, psihologi, asistenţi sociali)
- Livrarea la domiciliu a bunurilor medicale şi a altor bunuri
- Angajarea în activităţi sănătoase cum ar fi cititul, vizionarea de filme, plimbările, exerciţiile fizice şi învăţarea unei noi abilităţi
- Dezvoltarea unei rutine
- Obţinerea de informaţii din surse fiabile

- Limitarea expunerii media la anumite momente ale zilei
- A fi conştient de ceea ce este anxietatea şi ce este realitatea în gândurile şi conversaţiile cuiva
- Respectarea recomandărilor (de exemplu folosirea metodelor recomandate de spălare a mâinilor, evitarea atingerii feţei, evitarea îmbrăţişării şi strângerii mâinilor, rămânerea acasă şi contactarea furnizorului medical atunci când se confruntă cu probleme medicale)
- Conectarea cu familia şi prietenii prin internet, social media, apeluri video şi telefon

Respectarea acestor recomandări poate ajuta PCCG să facă faţă pandemiei de COVID-19.

Cum să faceţi faţă depresiei

Multe persoane se simt deprimate ca urmare a pandemiei COVID-19. Izolarea socială, teama de a nu fi infectat, dificultăţile de a primi îngrijiri medicale şi dentare contribuie la acest sentiment. Laringectomizaţii sunt mai predispuşi să se simtă deprimaţi din cauza dificultăţilor lor de a comunica şi a luptei zilnice de a face faţă handicapurilor şi limitărilor lor. Cu toate acestea, stigmatul social asociat cu admiterea depresiei face dificilă abordarea şi căutarea terapiei.

Unele dintre semnele depresiei includ:

- Un sentiment de neajutorare sau deznădejde sau că viaţa nu are sens
- Dezinteres în a fi cu familia sau prietenii
- Incapacitatea de a comunica
- Dificultăţi de acordare a atenţiei
- Dezinteres faţă de hobby-urile şi activităţile anterior plăcute
- Scăderea apetitului sau dezinteresului faţă de mâncare
- Plâns pentru perioade lungi de timp sau de multe ori pe zi
- Tulburări de somn, fie că dormiţi prea mult, fie prea puţin
- Modificări ale nivelului de energie şi apatie
- Schimbări mari de dispoziţie de la exaltare la disperare
- Senzaţie de izolare
- Modificări ale dorinţei sexuale

- Gânduri de sinucidere, incluzând planurile sau acțiunea de a se ucide, precum și gândirea frecventă despre moarte sau dorința de a muri

Provocările vieții ca laringectomizat în umbra cancerului face chiar mai dificilă combaterea depresiei. Imposibilitatea de a vorbi sau chiar dificultățile în vorbire, îngreunează exprimarea emoțiilor și poate duce la izolare. Îngrijirea chirurgicală și medicală nu este adesea suficientă pentru a aborda astfel de probleme; mai multă atenție ar trebui acordată bunăstării mentale după laringectomie.

Tratarea și depășirea depresiei sunt foarte importante, nu numai pentru bunăstarea pacientului, ci și pentru a facilita recuperarea și pentru a spori șansele de supraviețuire și vindecare finală. Există dovezi științifice din ce în ce mai mari ale unei legături între minte și corp. Deși multe dintre aceste conexiuni nu sunt încă înțelese, este bine recunoscut faptul că indivizii care sunt motivați să se îmbunătățească și prezintă o atitudine pozitivă se recuperează mai repede după boli grave, trăiesc mai mult și uneori supraviețuiesc mai mult.

Persoanele care experimentează gânduri suicidare sunt încurajate să caute ajutor de la profesioniști din domeniul sănătății mintale, cum ar fi asistenții sociali, psihologul și psihiatrul. Aceștia pot apela Alianța Română de Prevenție a Suicidului la 0800 801 200 pentru a obține asistență imediată.

Înfrângerea depresiei

Să sperăm că se poate găsi puterea de a lupta împotriva depresiei, în special în timpul pandemiei COVID-19.

Unele dintre modurile în care pacienții laringectomizați și cu cancer de cap și gât pot depăși depresia includ:

- Evitați abuzul de substanțe
- Cereți ajutor medicului, asistentei sau unui membru al echipei de îngrijire cu care vă simțiți confortabil
- Excludeți cauzele medicale (de exemplu hipotiroidismul, efectul secundar al medicamentelor)
- Determinați să deveniți proactivi
- Minimizați stresul

- Dați un exemplu pentru alții
- Reveniți la activitățile anterioare
- Discutați cu un psiholog sau asistent social
- Luați în considerare medicația antidepresivă
- Căutați sprijin de la familie, prieteni, profesioniști, colegi, colegi laringectomizați și grupuri de suport

Iată câteva dintre modalitățile de a vă schimba starea de spirit:

- Dezvoltați activități de agrement
- Construiți relații personale
- Păstrați-vă în formă fizică și activ
- Reintegrare socială cu familia și prietenii
- Voluntariat
- Găsiți proiecte cu un scop
- Odihnă

Sprijinul din partea membrilor familiei și a prietenilor este foarte important. Implicarea continuă și contribuția în viața altora pot fi revigorante. Se poate obține puterea din fericirea, interacțiunea și influențarea vieții copiilor și nepoților lor. Dând un exemplu copiilor și nepoților să nu renunțe în fața adversității poate fi forța motrice pentru a fi proactiv și a rezista depresiei.

Implicarea în activitățile care făceau plăcere înainte de operație poate oferi un scop continuu pentru viață. Participarea la activitățile unui club local al laringectomizaților poate fi o nouă sursă de sprijin, sfaturi și prietenie.

Căutarea ajutorului unui profesionist în sănătate mintală, cum ar fi un asistent social, un psiholog sau un psihiatru, poate fi, de asemenea, de mare ajutor. Acest lucru poate fi mai dificil în timpul pandemiei, iar utilizarea telemedicinei poate fi de ajutor. Există multe opțiuni de tratament pentru depresie. Acestea includ psihoterapia, medicamentele și stimularea magnetică transcraniană. Este foarte important să aveți un medic competent și preocupat și un logoped care să poată asigura o urmărire continuă. Implicarea lor poate ajuta pacienții să facă față problemelor medicale și de vorbire emergente și poate contribui la sentimentul lor de bunăstare.

Persoanele care experimentează gânduri suicidare sunt încurajate să caute ajutor de la profesioniști din domeniul sănătății mintale, cum ar fi asistenții sociali, psihologul și psihiatrul.

Aceştia pot apela Alianţa Română de Prevenţie a Suicidului la 0800 801 200 pentru a obţine asistenţă imediată.

Cum pot face faţă laringectomizaţii carantinei în pandemia COVID-19

Carantina forţată impusă de COVID-19 poate fi dificilă pentru laringectomizaţi. Dificultăţile lor de comunicare le pot creşte izolarea socială, ducând la probleme medicale şi psihologice.

Pe lângă luarea de măsuri pentru îmbunătăţirea vulnerabilităţii psihologice (de exemplu dezvoltarea unei rutine, cititul, vizionarea filmelor, plimbările, exerciţiile fizice şi învăţarea unei noi abilităţi), laringectomizaţii ar putea dori să ia în considerare următoarele:

- Comunicarea cu familia, prietenii şi grupurile de sprijin vorbind la telefon; e-mailuri şi mesaje text folosind computerul, tableta şi smartphone-ul. Există mai multe aplicaţii care permit comunicarea video (de exemplu Skype, FaceTime, Zoom) să păstreze legătura. Volumul şi calitatea vocii atunci când se utilizează metode de telecomunicaţii pot fi îmbunătăţite prin utilizarea unui microfon de mână şi plasarea acestuia lângă laptop, iPad sau iPhone (**Imaginea 11**). Ar fi util ca grupurile de asistenţă să se întâlnească în continuare folosind unele dintre aceste metode.

- Cei care utilizează vorbirea traheo-esofagiană pot învăţa cum să comunice prin alte metode de vorbire (de exemplu vorbirea esofagiană, laringofon, limbajul semnelor) în cazul în care trebuie să îşi astupe protezele vocale care se scurg.

- Fără a ignora problemele medicale, dentare şi psihologice. Continuarea primirii de îngrijiri de la medici, dentişti, furnizori de sănătate mintală şi logopezi. Dacă accesul fizic la acestea este limitat, contactaţi-i folosind telemedicina.

- Provizii adecvate necesare pentru a vorbi şi a îngriji căile respiratorii (de exemplu placa de bază, HME, ser fiziologic).

Deoarece izolarea la domiciliu şi alte restricţii sunt ridicate, ar fi prudent ca laringectomizaţii să continue respectarea măsurilor de precauţie. Pe măsură ce se acumulează mai multă experienţă clinică în gestionarea infecţiei cu SARS-CoV-2 şi sunt disponibile noi medicamente şi vaccinuri, consecinţele infectării pot deveni mai puţin periculoase.

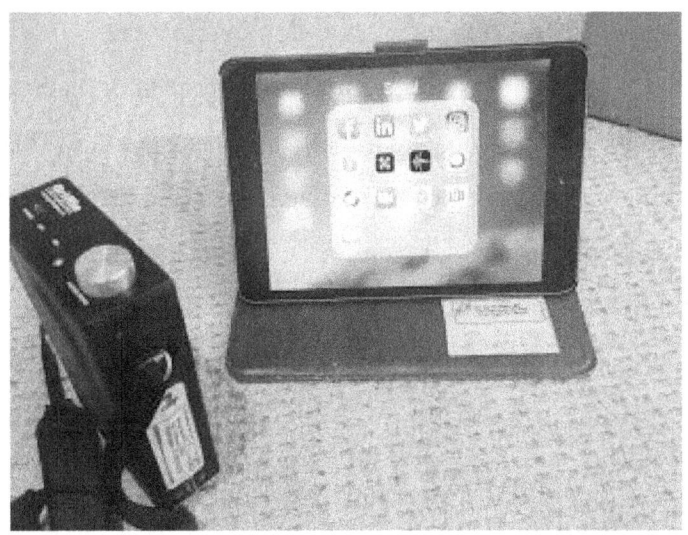

Imaginea 11: Amplasarea amplificatorului vocal lângă iPad creşte volumul vocii

Ieşitul în aer liber în timpul pandemiei COVID-19. Ce ar trebui sa facă laringectomizaţii?

Laringectomizatul poate expeimenta provocări sociale şi medicale atunci când îşi părăsesc casa în timpul pandemiei COVID-19. Majoritatea celor care respiră pe căile fiziologice nu înţeleg sau recunosc starea medicală a laringectomizaţilor şi pot reacţiona negativ faţă de ei. Aceştia pot fi alarmaţi atunci când laringectomizatul tuşeşte sau stránută sau îşi îngrijesc stoma în public.

Câţiva paşi pe care laringectomizaţii îi pot face atunci când sunt în public sunt:

- Curăţarea stomei şi a traheei, inclusiv introducerea de ser fiziologic în trahee şi tuşirea secreţiilor înainte de a ieşi
- Îngrijirea stomei şi a secreţiilor într-o locaţie privată, departe de alţii (de exemplu baie, cameră separată)
- Acoperirea stomei (cu şerveţel, cârpă sau cot) ori de câte ori tuşiţi sau stránutaţi. De preferinţă, acest lucru se face departe de alte persoane. Când tuşiţi puternic, stoma poate produce o cantitate mare de picături care se pot răspândi şi infecta alte persoane atunci când laringectomizatul este infectat cu un virus respirator, cum ar fi SARS-CoV-2
- Păstrarea unei distanţe de cel puţin 2 metri faţă de cei din jur

- O rutină utilă este să folosiți mâna non-dominantă pentru a atinge stoma și mâna dominantă pentru alte activități (de exemplu atingerea unui mâner al ușii).

- Purtarea unei măști chirurgicale sau îmbrăcăminte peste gură și nas (în plus, alta peste stomă). Acest lucru se face pentru a proteja laringectomizatul de infecție, precum și pe cei din jur atunci când laringectomizatul este infectat. Purtarea unei măști peste gură și nas în public ajută laringectomizatul să nu iasă în evidență. Purtarea măștii pe stomă și față servește, de asemenea, pentru a preveni ca laringectomizații să atingă aceste locuri cu mâinile murdare.

Deoarece izolarea la domiciliu și alte restricții sunt ridicate încet, ar fi prudent ca laringectomizații să continue să respecte aceste măsuri de precauție. Pe măsură ce se acumulează mai multă experiență clinică în gestionarea infecției cu SARS-CoV-2 și sunt disponibile noi medicamente și vaccinuri, consecințele infectării pot deveni mai puțin periculoase.

Capitolul 3:

Îngrijirea protezei vocale dacă prezintă scurgeri sau se deplasează în timpul pandemiei COVID-19

Ce este de făcut atunci când proteza vocală se deplasează sau există scurgeri la nivelul acesteia în timpul pandemiei COVID-19

Pandemia de COVID-19 prezintă multe provocări pentru laringectomizați și furnizorii de servicii medicale. Datorită reducerii sau scăderii serviciilor de ambulatoriu și a disponibilității protezării vocale, cei care utilizează vorbirea traheo-esofagiană pot avea probleme în a înlocui proteza de către medic (proteză permanentă) din cauza scurgerilor prin sau în jurul protezei. Un pacient cu o scurgere în jurul sau prin proteza vocală are un risc crescut de aspirație cu sechele potențiale, inclusiv pneumonie, care ar putea duce la rezultate devastatoare dacă pacienții contractă COVID-19.

Sugestii pentru a face față acestor provocări:

- Dacă este posibil, trecerea la utilizarea protezei vocale schimbate de pacient
- Extinderea duratei de viață a protezei vocale actuale, menținând-o curată, folosind o periuță de curățare și o pompiță de spălare și prevenind acumularea de biofilm – *Candida* (vezi mai jos).

Dacă apar scurgeri la nivelul protezei vocale:

- Încercarea de a opri scurgerea prin curățarea și perierea acesteia, așa cum este sugerat în „Ghidul Pacientului Laringectomizat" (paginile 63-72) sau la http://dribrook.blogspot.com/p/tracheo-esophageal-voice-prosthesis-tep.html
- Oprirea scurgerii prin introducerea unui dop adecvat (**Imaginea 12**) în proteză ori de câte ori consumați lichide sau lăsați-o permanent și treceți la metoda de vorbire alternativă (de exemplu vorbirea esofagiană, laringofon)
- Consumul de fluide vâscoase care, în general, nu se scurg prin sau în jurul protezei (de exemplu iaurt, jeleu, supă, fulgi de ovăz etc.)

- Consumați o cantitate mică de lichid fără efort puternic în timp ce stați culcat, înghițiți lichidul ca și cum ar fi un produs alimentar, rostind câteva cuvinte de fiecare dată când sunt înghițite lichide, poate reduce sau preveni scurgerea lichidelor în trahee.
- Dacă protezele au fost îndepărtate sau dislocate accidental (nu au fost aspirate), un cateter roșu de cauciuc de 12 Fr/16" (**Imaginea 13**) sau un dilatator pot fi introduse în puncția traheo-esofagiană pentru a preveni închiderea acesteia până când la proteza vocală este înlocuită. Un avantaj al utilizării unui cateter din cauciuc este că cateterul roșu din cauciuc poate servi ca mijloc alternativ de alimentare până când este posibilă înlocuirea protezei.

Laringectomizatul ar trebui să solicite asistență medicală imediată dacă a aspirat proteza vocală dislocată, deoarece aceasta poate necesita o intervenție urgentă pentru a o îndepărta.

Este util să luați legătura cu logopedul și/sau cu medicul curant pentru îndrumare când apare scurgerea protezei vocale.

Mai multe informații despre prevenirea și tratarea scurgerilor protezei vocale pot fi găsite în secțiunile de mai jos. Informațiile sunt disponibile și în „Ghidul Pacientului Laringectomizat" http://goo.gl/z8RxEt și pe site-ul Vocea Mea la http://dribrook.blogspot.com/p/tracheo-esophageal-voice-prosthesis-tep.html

Urmăriți un videoclip care explică ce trebuie făcut dacă proteza vocală prezintă scurgeri la: https://www.youtube.com/watch?v=w0K98HtE308&feature=youtu.be

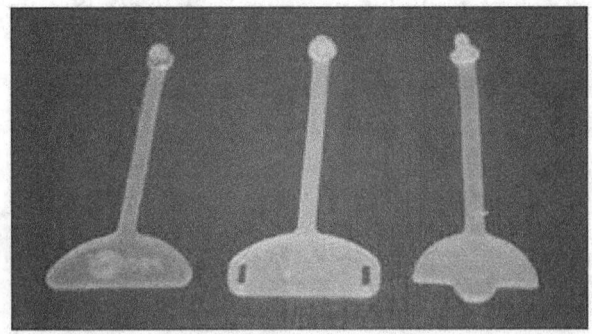

Imaginea 12: Dopuri pentru poteza vocală

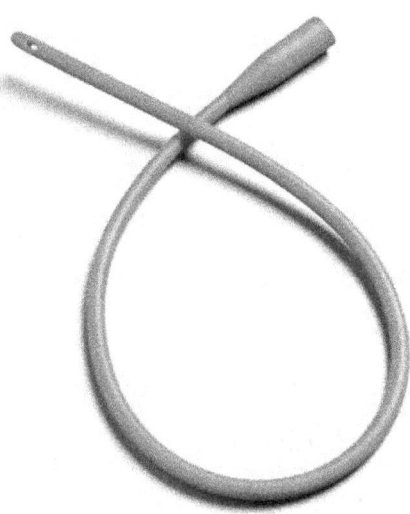

Imaginea 13: Cateter roșu

Curățarea protezei vocale și prevenția scurgerilor

Este foarte important să mențineți proteza vocală curată pentru a asigura funcționarea și durabilitatea acesteia. Atunci când nu este curățată corespunzător, proteza poate prezenta scurgeri și capacitatea de a vorbi poate fi slăbită sau compromisă. Se recomandă ca spațiul interior (lumenul) protezei vocale să fie curățat cel puțin de două ori pe zi (dimineața și seara) și, de preferință, după masă, deoarece acesta este momentul în care mâncarea și mucusul pot fi prinse. Uneori, mucusul blochează proteza (când vă treziți dimineața sau după ce ați mâncat), și interferează cu capacitatea de a vorbi. Curățarea este utilă mai ales după ce ați mâncat alimente lipicioase sau ori de câte ori vocea este slabă.

La curățarea protezei se utilizează o periuță de curățare a protezei și o pompiță de spălare.

Întreținerea și prevenția scurgerilor

Recomandări de întreținere și prevenție a scurgerilor sunt:

- Înainte de a utiliza periuța furnizată de producător (**Imaginea 14**), înmuiați-o într-o ceașcă de apă fierbinte și lăsați-o acolo câteva secunde.
- Inițial, mucusul din jurul protezei trebuie curățat cu ajutorul unei pensete, de preferință cu vârfuri rotunjite. După aceea, periuța furnizată de producător trebuie introdusă în proteză (nu prea adânc) și răsucită de câteva ori înainte și înapoi. Periuța trebuie spălată

bine cu apă caldă după fiecare curățare. Proteza este apoi spălată de două ori cu apă caldă (nu fierbinte) folosind pompița furnizată de producător.

- Scoateți periuța și clătiți-o cu apă fierbinte și repetați procesul de 2-3 ori până când niciun reziduu nu este scos de perie. Așteptați până când peria nu mai este fierbinte înainte de a peria din nou proteza. Aveți grijă să nu o introduceți dincolo de valva interioară a protezei vocale pentru a evita traumatizarea esofagului cu căldură excesivă.

- Spălați protezele vocale de două ori folosind pompița furnizată de producător (**Imaginea 15**) folosind apă caldă (nu fierbinte!). Pentru a evita deteriorarea esofagului, sorbiți mai întâi apa pentru a vă asigura că temperatura apei nu este prea mare. Unghiul în care ar trebui să așezați vârful pompiței variază între indivizi (logopedul poate oferi instrucțiuni cum să alegeți cel mai bun unghi). Spălarea protezei trebuie făcută ușor, deoarece utilizarea unei presiuni prea mari poate duce la stropirea apei în trahee. Dacă spălarea cu apă este problematică, curățarea poate fi utilizată și cu aer.

- Prevenirea formării biofilmului bacterian sau fungic (vezi mai jos).

Apa caldă funcționează mai bine decât apa la temperatura camerei pentru curățarea protezei, probabil pentru că dizolvă secrețiile uscate, mucusul și poate chiar îndepărtează (sau chiar ucide) unele dintre coloniile bacteriene care s-au format pe proteză.

Producătorii fiecărei periuțe pentru proteze vocale și pompițe de spălare oferă instrucțiuni despre cum să le curățați și când trebuie aruncate. Periuța trebuie înlocuită atunci când firele sale devin îndoite sau uzate.

Periuța pentru proteză și pompița de spălare trebuie curățate cu apă fierbinte, atunci când este posibil, și săpun și uscate cu un prosop după fiecare utilizare. O modalitate de a le menține curate este să le așezați pe un prosop curat și să le expuneți la soare timp de câteva ore, zilnic. Astfel, se utilizează puterea antibacteriană a luminii ultraviolete a soarelui pentru a reduce numărul de bacterii și fungi.

Plasarea a 2-3 ml de ser fiziologic (**Figura 16**) în trahee cel puțin de două ori pe zi (și mai mult dacă aerul este uscat), purtarea unui HME 24/7 și utilizarea unui umidificator pot menține mucusul umed și pot reduce înfundarea protezei vocale.

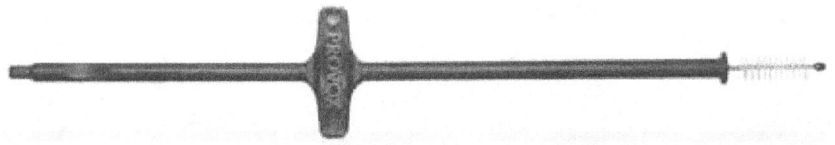

Imaginea 14: O periuță de curățare a protezei vocale (Atos Medical)

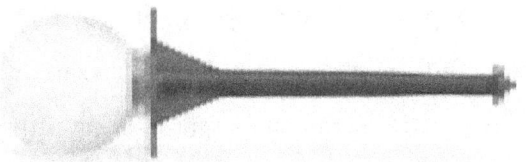

Imaginea 15: O pompiță de spălare a protezei vocale (Atos Medical)

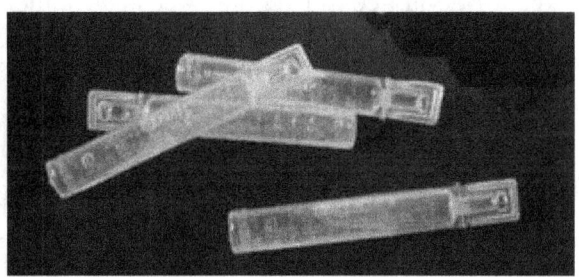

Imaginea 16: Un flacon cu ser fiziologic pentru utilizare în căile respiratorii

Prevenirea apariției biofilmului bacterian și micotic la nivelul protezei vocale

Creșterea excesivă a fungilor și a bacteriilor sub formă de biofilm (o peliculă subțire și lipicioasă de microorganisme care aderă la o suprafață) pe proteza vocală este una dintre cauzele apariției scurgerilor și, astfel, defectării protezei. Cu toate acestea, este nevoie de ceva timp pentru ca fungi și bacteriile să crească într-o proteză vocală nou instalată și să formeze biofilmul care împiedică închiderea completă a supapei sale. În consecință, eșecurile imediate după instalarea protezei vocale sunt puțin probabil din cauza creșterii biofilmului. Formarea biofilmului pe supapă poate duce, de asemenea, la creșterea rezistenței la fluxul de aer, ceea ce face mai grea vorbirea.

Prezența colonizării cu fungi ar trebui să fie confirmată de cel care se ocupă cu schimbarea protezelor defecte. Acest lucru poate fi făcut observând coloniile tipice fungice (*Candida*) care nu permit valvei să se închidă și prin trimiterea spre analiză a unei probe recoltate de la nivelul protezei.

Agenții antifungici Mycostatin și Clotrimazol pot fi folosiți pentru a preveni defectarea protezei vocale din cauza fungilor. Sunt disponibile pe bază de rețetă sub formă de suspensie sau tablete (Mycostain) și suspensie. Comprimatele de Mycostatin pot fi zdrobite și dizolvate în apă. Există informații anecdotice conform cărora oțetul de cidru sau de mere despre care se știe că inhibă creșterea *Candida* poate fi folosit ca gargară și înghițit pentru a preveni creșterea fungilor pe protezele vocale.

Administrarea de antifungice fără a avea confirmare de infecție cu fungi nu este indicată. Este un tratament costisitor, care poate duce la dezvoltarea unor tulpini rezistente la tratament și există riscul apariției unor efecte secundare.

Cu toate acestea, există excepții de la această regulă. Acestea includ administrarea de agenți antifungici preventiv la pacienții diabetici; cei sub tratament antibiotic; chimioterapic sau steroidian; și cei la care infecția cu fungi este evidentă (limbă cu depozite albicioase etc.).

Există mai multe metode prin care se poate preveni dezvoltarea fungilor la nivelul protezei vocale:

- Reducerea consumului de zaharuri din alimente, se indică periajul riguros al dinților după consumul de băuturi sau mâncare ce conțin zahăr.
- Periajul dinților după fiecare masă, în special înainte de culcare.
- Persoanele diabetice trebuie să își mențină glicemia sub control.
- Antibioticele și corticosteroizii se iau doar când este necesar.
- După administrarea unui agent antifungic sub formă de suspensie, se așteaptă 30 de minute și apoi se spală pe dinți (unele suspensii pot conține zahăr).
- Periuța protezei se pune într-o suspensie de Mycostatin și se curăță proteza cu ea, înainte de culcare (suspensia se poate face și din ¼ tabletă de Mycostatin dizolvată în 3-5 ml de apă). Astfel, va rămâne puțină suspensie în proteză. Restul de suspensie nefolosită se aruncă. Nu se aplică prea multă suspensie pentru a nu ajunge la nivelul traheei. Articularea a câteva cuvinte după aplicarea suspensiei de Mycostatin va face ca aceasta să ajungă în porțiunea interioară a protezei.
- Este indicat consumul de probiotice și/sau iaurturi ce conțin *Bifidus*.

- Perierea ușoară a limbii, dacă aceasta prezintă depozite albicioase.
- Înlocuirea regulată a periuței de dinți.
- Periuța protezei se menține mereu curată.

Capitolul 4:

Mucusul, îngrijirea respiratorie şi condiţia fizică în timpul pandemiei COVID-19

Rolul mucusului şi creşterea umidităţii aerului

Înainte de a deveni un laringectomizat, aerul inhalat este încălzit la temperatura corpului, umezit şi curăţat de organisme şi particule de praf prin capacitatea de filtrare a părţii superioare a sistemului respirator. Deoarece aceste funcţii nu apar în urma laringectomiei, este important să se restabilească funcţiile pierdute furnizate anterior de partea superioară a sistemului respirator. Aceste practici ar trebui continuate în timpul pandemiei COVID-19.

Când umiditatea aerului inhalat este prea mică, traheea se poate usca, crăpa şi produce unele sângerări. Dacă sângerarea este semnificativă sau nu răspunde la creşterea umidităţii, trebuie consultat un medic. În plus, dacă cantitatea sau culoarea mucusului este îngrijorătoare, trebuie să contactaţi medicul.

Uscaciunea traheală, iritarea şi supraproducţia de mucus pot duce la dezvoltarea dopurilor de mucus. Aceste dopuri pot provoca obstrucţia căilor respiratorii care poate duce la prăbuşirea lobilor (atelectazie) pulmonari. O trahee iritată poate fi mai susceptibilă la SARS-CoV-2 şi la alţi viruşi ai căilor respiratorii.

Paşii pentru a obţine o mai bună umidificare şi o producţie mai sănătoasă de mucus includ:

- Purtarea unui dispozitiv pentru reglarea umidităţii şi căldurii (HME) 24/7 care menţine umiditatea traheală mai mare şi păstrează căldura din trahee şi plămâni

- Umezirea capacului stomei (sau baveta) pentru a respira aer umed (la cei care poartă un capac la stomă). Deşi mai puţin eficace decât un HME, umezirea filtrului de burete sau a capacului stomelor cu apă curată poate ajuta, de asemenea, la creşterea umidificării.

- Consumaţi suficiente lichide pentru a vă menţine bine hidratat

- Introducerea de ser fiziologic 3-5 ml în stomă de 3 până la 5 ori pe zi

- Folosirea unui umidificator în casă pentru a atinge aproximativ 40-50% umiditate şi obţinerea unui higrometru pentru monitorizarea umidităţii. Acest lucru este important atât vara când se foloseşte aerul condiţionat, cât şi iarna când se foloseşte încălzirea

- Utilizarea difuzorului de nebulizare de două ori pe zi

- Respirarea aburului generat de fierberea apei sau de un duş fierbinte.

Mai multe informaţii despre tratamentul acestor afecţiuni pot fi obţinute în „Ghidul Pacientului Laringectomizat" la http://bit.ly/38BJUnt şi https://dribrook.blogspot.com/p/mucous-and-airway-care.html

Reabilitarea respiratorie

După laringectomie, aerul inhalat ocoleşte partea superioară a sistemului respirator şi intră în trahee şi plămâni direct prin stomă. Schimbarea afectează eforturile necesare pentru a respira şi potenţiale funcţii pulmonare. Acest lucru necesită ajustare şi recalibrare. Respiraţia este de fapt mai uşoară pentru laringectomizaţi, deoarece există o rezistenţă mai mică la fluxul de aer atunci când aerul ocoleşte nasul şi gura. Deoarece este mai uşor să pătrundă aer în plămâni, laringectomizaţii nu mai trebuie să îşi umfle şi să îşi dezumfle plămânii la fel de complet ca înainte. Prin urmare, este normal ca laringectomizaţii să dezvolte capacităţi pulmonare şi capacităţi de respiraţie reduse. Acest lucru poate duce în cele din urmă la prăbuşirea porţiunilor de la baza lobilor inferiori ai plămânilor (atelectazie). Atelectazia unor porţiuni de plămâni poate creşte riscul de a contacta virusul respirator şi poate face mai dificilă ventilarea adecvată a pacientului.

Există mai multe măsuri disponibile care pot păstra și crește capacitatea pulmonară pentru pacienții laringectomizați:

- Utilizarea unui dispozitiv pentru reglarea umidității și căldurii (HME) poate crea rezistență la schimbul de aer. Acest lucru obligă laringectomizatul să-și umfle complet plămânii pentru a obține cantitatea necesară de oxigen.

- Exerciții regulate de respirație sub supraveghere medicală și îndrumare a unui kinetoterapeut. Acest lucru poate determina plămânii să se umfle complet și să îmbunătățească capacitatea inimii și a respirației. O modalitate de a îmbunătăți capacitatea de respirație este prin utilizarea unui spirometru de stimulare modificat (un dispozitiv care face ca mingea să se ridice la intervalul indicat). Se poate marca progresul lor cu un indicator. (**Imaginea 17**) Spirometrul poate fi modificat pentru utilizarea laringectomizatului prin înlocuirea piesei bucale cu un cauciuc de biberon cu diametru mare care se potrivește peste stomă. O altă modalitate de a extinde plămânii este de a respira 2 până la 3 respirații profunde, de a ține și de a lăsa încet aerul.

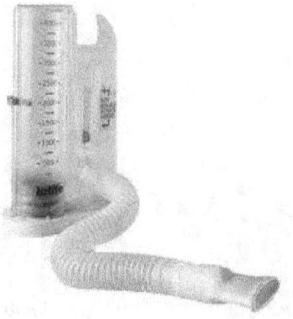

Imaginea 17: Spirometru de stimulare

- Utilizarea respirației diafragmatice. Această metodă de respirație permite o utilizare mai mare a capacității pulmonare. Această metodă de respirație poate fi utilizată atunci când vă odihniți sau faceți exerciții (de exemplu, mersul pe jos, mersul cu bicicleta). (Vezi mai jos)

Mai multe informații despre tratamentul acestor afecțiuni pot fi obținute în „Ghidul Pacientului Laringectomizat" la http://bit.ly/38BJUnt și https://dribrook.blogspot.com/p/mucous-and-airway-care.html

Menţinerea condiţiei fizice şi alimentaţia adecvată în timpul pandemiei COVID-19

Menţinerea în formă şi exerciţiile fizice în timpul pandemiei COVID-19 pot fi dificile. Pe măsură ce oamenii se izolează şi practică distanţarea socială, multe săli de sport sunt închise. În acelaşi timp, este important ca laringectomizaţii să facă exerciţii fizice şi să rămână cât mai activi posibil – atât pentru sănătatea lor mentală, cât şi pentru cea fizică. Efectuarea de exerciţii de fitness şi mersul pe biciclete staţionare pot fi făcute în casă şi oferă un mod excelent de menţinere în formă. Este sănatos să faceţi plimbări afară, păstrând distanţa socială şi purtând mască de protecţie şi HME.

Persoanele care au o dietă bine echilibrată tind să fie mai sănătoase, cu sisteme imune mai puternice şi au un risc mai mic de boli cronice şi boli infecţioase. Adoptarea unei diete adecvate este foarte importantă şi poate fi o provocare pentru laringectomizaţii cu dificultăţi la înghiţire (vezi mai multe la https://dribrook.blogspot.com/p/eating-and-swallowing-issues.html). Alimentaţia şi hidratarea adecvată în timpul focarului COVID-19 sunt vitale în conformitate cu Organizaţia Mondială a Sănătăţii (OMS) (http://www.emro.who.int/nutrition/nutrition-infocus/nutrition-advice-for-adults-during-the-covid-19-outbreak.html). Sfatul lor nutriţional pentru adulţi este să mănânce o varietate de produse proaspete şi fară alimente procesate, în fiecare zi pentru a asigura vitaminele, mineralele, fibrele, proteinele şi antioxidanţii de care are nevoie organsimul. Consumul de apă suficientă este, de asemenea, foarte important. OMS recomandă evitarea zahărului, a grăsimilor şi a sării pentru a reduce semnificativ riscul de supraponderalitate, obezitate, boli de inimă, accident vascular cerebral, diabet şi anumite tipuri de cancer.

Capitolul 5:

Tratamentul fibrozei, al limfedemului și rezolvarea dilatației esofagiene

---

Tratamentul fibrozei și al limfedemului în timpul pandemiei COVID-19

Este important ca persoanele care au primit tratament cu radiații și/sau intervenții chirurgicale pentru cancerul de cap și gât să continue tratamentul fibrozei și limfadenitei post-iradiere.

Acest lucru poate fi dificil în timpul pandemiei COVID-19, deoarece accesul kinetoterapeuților și specialiștilor în limfedem poate fi limitat sau absent. Unii terapeuți oferă tratament folosind telemedicina. Cei mai mulți terapeuți își încurajează pacienții să continue să-și folosească modalitățile de tratament și exercițiile la domiciliu.

Tratamentul fibrozei care se poate face acasă și include întinderea mușchilor gâtului prin exerciții precum miscarile rotative ale bărbiei, rotațiile capului, ridicarea umerilor și mișcările rotative ale umerilor. Exercițiile fizice pot reduce încordarea gâtului și pot crește raza de mișcare a acestuia. Trebuie să efectuați aceste exerciții pe tot parcursul vieții pentru a menține o bună mobilitate a gâtului.

Tratamentul limfedemului care se poate face acasă include drenajul limfatic manual, bandaje și articole de îmbrăcăminte de compresie, exerciții de remediere și îngrijirea pielii.

Cel mai bine este să consultați terapeuții pentru a întreba despre modalitățile de tratament adecvate pe care ar trebui să le urmeze fiecare persoană.

Mai multe informații despre tratamentul acestor afecțiuni pot fi obținute în „Ghidul Pacientului Laringectomizat" la http://bit.ly/38BJUnt și https://dribrook.blogspot.com/p/lymphedema-and-neck-swelling.html (pentru limfedem) și https: //dribrook.blogspot.com/p/radiation-side-effects.html (pentru fibroză).

Cum sa faceți față îngustării neofaringelui sau a esofagului în timpul pandemiei COVID-19

Pandemia de coronavirus (COVID-19) prezintă numeroase provocări pentru pacienții cu cancer de cap și gât, dar și pentru furnizorii lor medicali. Datorită reducerii sau scăderii serviciilor de ambulatoriu, este posibil ca dilatațiile neofaringiene și/sau esofagiene pentru îngustarea esofagiană să nu fie disponibilă.

Mai jos sunt prezentate sugestii pentru a face față acestor provocări:

- Efectuarea dilatatiilor la domiciliu utilizând dispozitivul de auto-dilatație

- Luarea în considerare a tratamentului care poate rezolva îngustarea (de exemplu, stent, tratament cu laser)

- Modificarea temporară a dietei cu o dietă lichidă sau de compoziție moale

- Utilizarea unei sonde nazogastrice pentru hrănire

Este important să luați legătura cu logopedul și/sau medicul pentru recomandări. Multe instituții efectuează dilatații pacienților care nu pot consuma suficiente calorii și lichide.

Mai multe informații despre tratamentul acestor afecțiuni pot fi obținute în „Ghidul Pacientului Laringectomizat" la http://bit.ly/38BJUnt și https://dribrook.blogspot.com/p/eating-and-swallowing-issues.html

Capitolul 6:

Spitalizarea

Internarea în spital necesită pregătire pentru laringectomizați din cauza nevoilor lor speciale de aprovizionare și a dificultăților lor de comunicare. Cel mai bine este să vă pregătiți pentru o potențială internare în prealabil în cazul în care este urgentă.

Pregătirea unui kit cu informații și materiale esențiale atunci când mergeți la spital

Este posibil ca laringectomizații să aibă nevoie de îngrijiri medicale de urgență și non-urgente la un spital sau la alte instituții medicale. Datorită dificultății lor de a comunica cu personalul medical și de a furniza informații, mai ales atunci când este în dificultate, este util să pregătiți un dosar cu aceste informații. În plus, este util să aveți un kit (**Imaginea 18**) care conține articole și ustensile necesare pentru a-și menține capacitatea de a comunica și de a-și îngriji stoma traheală. Kitul trebuie păstrat într-un loc ușor accesibil în caz de urgență.

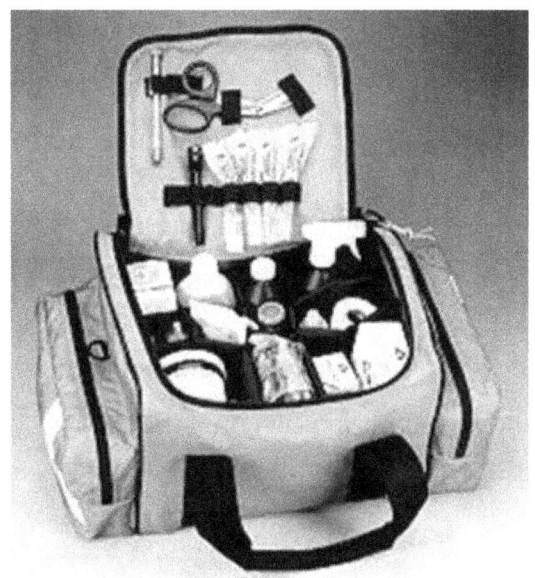

Imaginea 18: Kit de urgență

Kitul trebuie să conțină următoarele:

- Un rezumat actualizat al istoricului medical și chirurgical, alergiilor și diagnosticelor

- O listă actualizată a medicamentelor luate și a rezultatelor tuturor procedurilor și a rezultatelor examinărilor radiologice, scanărilor și testelor de laborator. Acestea pot fi plasate pe un disc sau pe o unitate flash USB (stick USB)

- Informații de contact și dovada asigurării medicale

- Informații (telefon, e-mail, adresă) despre medicul (medicii) laringectomizatului, logopedul, membrii familiei și prietenii

- O figură sau desen dintr-o vedere laterală a gâtului care explică anatomia căilor respiratorii superioare ale laringectomizatului și, dacă este relevant, unde se află protezele vocale

- Un carnețel și un pix

- Un laringofon cu baterii suplimentare (chiar și pentru cei care utilizează o proteză vocală)

- O cutie de șervețele din hârtie

- Rezerve de ser fiziologic, filtre HME, carcasă HME şi provizii necesare pentru aplicarea şi îndepărtarea acestora (de exemplu serveţele, alcool, şerveţele Skin Tac™, adeziv) şi pentru curăţarea protezei fonatorii (periuţă, pompiţă)

- Pensete, oglindă, lanternă (cu baterii suplimentare)

Disponibilitatea acestor articole atunci când se solicită asistenţa de urgenţă sau normală poate fi extrem de importantă. De asemenea, este important să purtaţi o bandană sau o brăţară care identifică laringectomizatul ca „respir prin gât" (**Imaginea 19**).

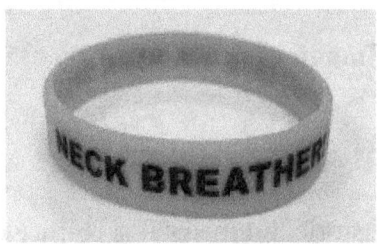

Imaginea 19: Brăţara „respir prin gât"

Asigurarea îngrijirii adecvate în timpul spitalizării purtătorilor de canulă traheală (inclusiv laringectomizaţii)

Pacienţii purtători de canulă traheală reprezintă un risc ridicat de a primi îngrijiri inadecvate atunci când sunt spitalizati. Personalul medical nu este adesea conştient de starea lor, nu ştie cum să aibă grijă de căile respiratorii şi este posibil să nu ştie cum să comunice cu ei.

Pandemia COVID-19 a creat o sarcină mai mare de lucru pentru personalul spitalului şi poate face dificilă acordarea atenţiei nevoilor speciale ale laringectomizatului. Deoarece majoritatea spitalelor limitează sau interzic prezenţa însoţitorilor pacienţilor, îngreunând comunicarea cu personalul laringectomizaţilor.

Prin urmare, este important să se ia anumite măsuri pentru a se asigura că îngrijirea este adecvată:

1. Informaţi asistenta şefă a secţiei şi medicul curant despre nevoile generale şi specifice ale laringectomizatului. În cazul admiterii elective, acest lucru se poate face înainte de admitere

pentru a permite personalului timp să se pregătească şi să obţină provizii şi echipamente adecvate.

2. Informaţi asistenta şefului de secţie, medicul curant şi anestezistul (atunci când urmează o procedură cu sedare sau intervenţie chirurgicală) despre modul adecvat de administrare a anesteziei, aspirării, ventilării şi intubaţiei). Arătaţi-le videoclipul pe YouTube: https://goo.gl/Unstch Videoclipul este, de asemenea, disponibil pe DVD, care poate fi obţinut gratuit de la Atos medical. (**Imaginea 20**)

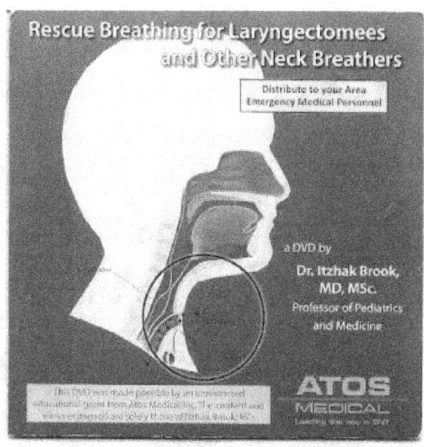

Imaginea 20: DVD cu recomandări pentru purtătorii de canule traheale si pentru laringectomizaţi

3. Informaţi dieteticianul despre necesităţile alimentare.

4. Informaţi şi, atunci când este posibil, întâlniţi-vă cu medicul logoped al spitalului pentru a asigura îngrijirea adecvată şi disponibilitatea unor provizii adecvate.

5. Laringectomizaţii care întâmpină dificultăţi la înghiţire ar trebui să solicite ca medicamentele administrate oral să fie administrate sub formă lichidă sau uşor de înghiţit.

6. Solicitaţi consumabile şi echipamente specifice pentru a asigura o îngrijire a stomei traheale adecvată, cum ar fi ser fiziologic, umidificator şi aspirator.

7. Informaţi fiecare membru al personalului care îngrijeşte de laringectomizatul despre starea sa. Acest lucru poate fi făcut de către pacient şi/sau avocat.

8. Informați asistenta șefă, medicul curant și/sau avocatul spitalului pacientului dacă îngrijirea medicală nu este adecvată sau dacă sunt comise erori.

9. Solicitați ca semnele care informează personalul cu privire la pacient să fie plasate în camera pacientului. (**Imaginea 21**)

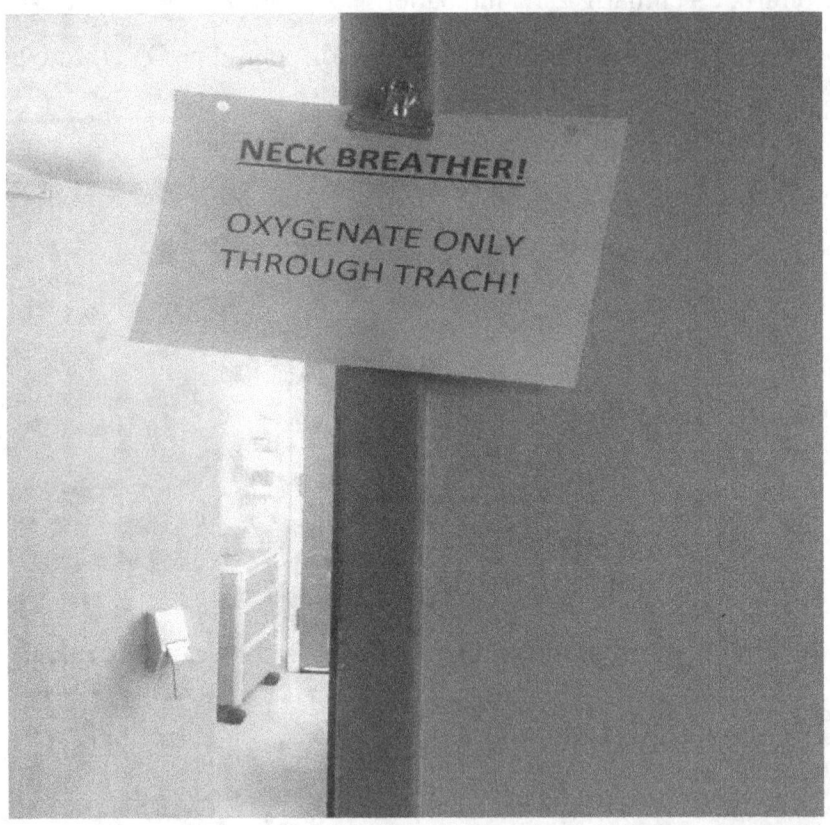

Imaginea 21: Semne în camera de spital a pacientului care informează personalul despre laringectomie si/sau că este purtator de canulă traheală

10. Purtați brățara de identificare din spital pe aceeași mână cu brățara de purtător de canulă traheală sau laringectomizat. (**Imaginea 22**) Deoarece personalul este obligat să verifice continuu brățara de identificare a pacientului, li se va reaminti starea acestuia de fiecare data când privește brățara.

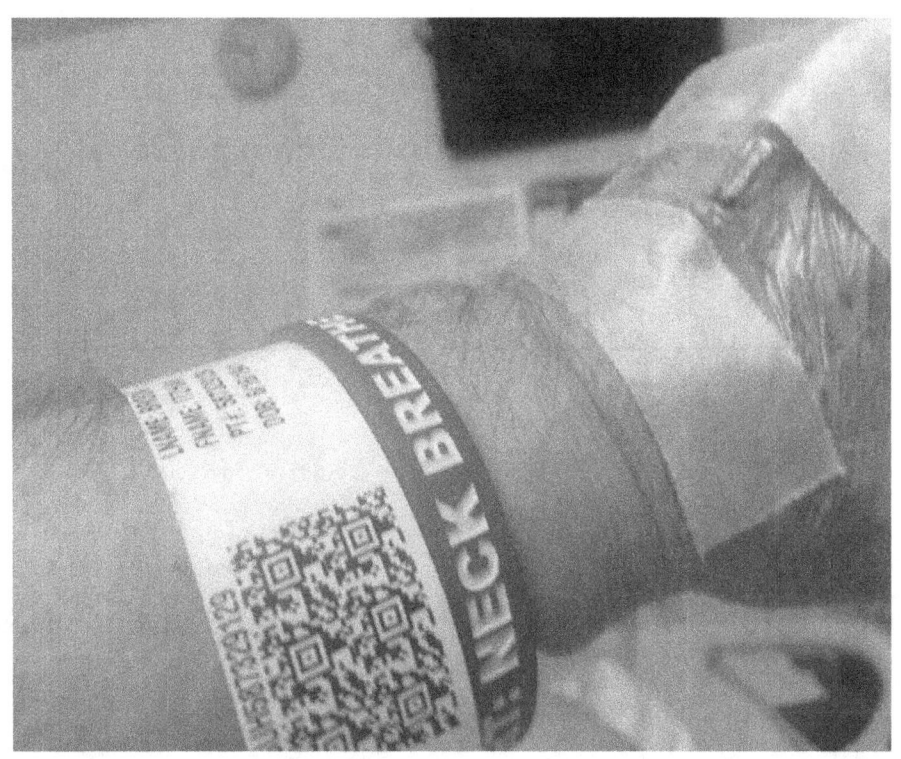

Imaginea 22: Purtarea brăţării „respir prin gât" alături de brăţara de identificare a pacientului pe aceeaşi mână

11. Asiguraţi-vă că pacientul laringectomizat este capabil să comunice cu personalul. Cei care utilizează vorbirea traheoesofagiană ar putea avea nevoie să utilizeze metode de vorbire alternative, cum ar fi un laringofon şi/sau să comunice prin scriere şi dispozitive de generare a vorbirii, adică laptop, smartphone etc.

12. Pregătirea unui kit cu informaţii şi materiale esenţiale atunci când mergeţi la spital (a se vedea mai sus)

Capitolul 7:

Ghiduri pentru îngrijirea pacientului cu cancer al capului și gâtului în timpul pandemiei COVID-19

Îngrijirea pacientului cu cancer al capului și gâtului în timpul pandemiei COVID-19

Un articol special publicat de Dr Givi și colegii săi din JAMA Otorinolaringologie – Chirurgia Capului și Gâtului, a prezentat îndrumări pentru examinarea fizică a capului și gâtului și a procedurilor chirurgicale și non-chirurgicale în timpul pandemiei COVID-19.

Deoarece examinările capului și gâtului sunt considerate cu risc ridicat la pacienții cu COVID-19 suspectat sau confirmat, autorii au dezvoltat recomandări pentru lucrătorii din domeniul sănătății pe baza revizuirii literaturii și a comunicării cu medicii care au cunoștințe directe despre procedurile de siguranță în timpul pandemiei COVID-19.

Ghidurile medicale recomandă:

1. Programările non-urgente ar trebui amânate pentru a limita infecția pacienților sau a lucrătorilor din domeniul sănătății. Aceasta poate include amânarea programărilor pentru pacienții cu boli benigne și pentru cei supuși supravegherii de rutină după tratamentul pentru cancerul de cap și gât.

2. Pacienții trebuie consultați telefonic cu privire la semnele sau simptome noi sau care pot indica probleme de recurență și/sau în așteptare, precum și despre simptomele sugestive pentru COVID-19.

3. Vizitele clinice în persoană ar trebui oferite celor cu risc crescut.

4. Menținerea relațiilor cu pacienții și evaluări de etapă care pot fi făcute fără examinări în persoană. Ar trebui luată în considerare utilizarea consulturilor telefonice, video sau de telemedicină.

5. Examinările în persoană ar trebui să fie limitate la pacienții care au nevoie de o examinare amănunțită a capului și gâtului (de exemplu vizite postoperatorii, complicații ale protezei traheoesofagiene, simptome privind reapariția cancerului etc.). Se oferă instrucțiuni detaliate pentru examinările fizice și procedurile associate.

Se recomandă ca evaluările de rutină și procedurile planificate să permită acordarea unei îngrijiri adecvate și să ajute la protejarea siguranței medicilor dar și a pacienților.

Pentru a citi Ghidul, faceți clic pe acest link. https://jamanetwork.com/journals/jamaotolaryngology/fullarticle/2764032

Hennessy et al. prezintă considerațiile speciale și recomandările de bune practici în gestionarea pacienților cu laringectomie totală. Ei discută, de asemenea, recomandări pentru pacienții cu laringectomie și cum să minimizeze expunerile comunității.

https://authorea.com/users/5588/articles/440471-a-commentary-on-the-management-of-total-laryngectomy-patients?commit=79a4762517151daa75e748822146d03e37328943

Capitolul 8:

Realizarea unei locuințe rezistente împotriva SARS-CoV-2

Cum să vă protejați locuința de SARS-CoV-2

Este recomandat să stați acasă cât mai mult posibil în timpul pandemiei COVID-19. Cu toate acestea, efectuarea de cumparaturi de la magazinul alimentar sau de la farmacie este necesară la un moment dat.

Deoarece recomandările pentru COVID-19 se pot schimba, monitorizarea pentru actualizari a departamentului local de sănătate și ale Centrului pentru Prevenirea și Controlul Bolilor este importantă.

Cel mai bine este să desemnați o singură persoană care să fie responsabilul de sarcinile gospodăriei pentru a limita expunerea mai multor persoane. Amplasarea unui dispozitiv de dezinfectare într-o zonă din afara casei sau într-o cameră cu trafic redus de persoane în care se poate dezinfecta sau lăsa mâncarea ambalată.

În timp ce vă aflați în afara casei:

- Păstrați o distanță semnificativă, de 2 metri, față de celelalte persoane

- Ștergerea mânerelor de pe cărucioare sau coșuri în timpul cumpărăturilor

- Purtarea măștii în orice moment, în special lângă alte persoane

- Nu este necesar să purtați mănuși. Cu toate acestea, spălarea sau dezinfectarea frecventă a mâinilor în timp ce sunteți afară și evitarea atingerii feței sunt importante

Când vă întoarceți acasă:

- Spălați-vă mâinile cu apă și săpun timp de 20 de secunde

- Dezinfectați alimentele ambalate si cutiile sau conservele, în camera unde aveți dispozitivivul de dezinfectare

- Spălați bine produsele înainte de a le pune în bucătărie si înainte de a le folosi.

Dezinfectarea:

- Dezinfectați tot ceea ce ați atins – clanțe, întrerupătoare, taste, telefon, tastaturi, telecomenzi etc.

- Utilizarea dezinfectanților aprobați care respecta normele (acestea includ șervețele de dezinfectare și anumite spray-uri) și lăsarea suprafețelor umede timp de 3-5 minute

Curieratul:

- Solicitați curierilor să depoziteze coletele pe prag sau într-o zonă desemnată de dvs.

- Dacă este nevoie de prezența dvs. trebuie să păstrați o distanță de 2 metri față de curier

- Plătiți și dați bacșiș online atunci când este posibil

- După ce ridicați corespondența din cutia poștală, spălați-vă pe mâini

- Păstrați corespondența și cutiile timp de 1-2 zile înainte de deschidere. Dacă acest lucru nu este posibil, spălați-vă mâinile după manipularea lor

Spălatul rufelor:

- Spălați în mod regulat hainele, prosoapele și lenjeria la o temperature ridicată

- De asemenea, dezinfectați coșul pentru rufe sau plasați o căptușeală detașabilă în interiorul acestuia

- Nu agitați rufele murdare pentru a evita dispersarea virusului în aer

Vizitatorii:

- Nu permiteți oaspeților să participe atunci când este necesară o distanțare socială

- Când găzduiți un membru al familiei sau un prieten, evitați cât mai mult spațiile comune

- Păstrați o distanță de 2 metri atunci cand este nevoie ca oaspetele sa intre în același spațiu comun cu dumnevoastră

În cazul în care cineva din casă se îmbolnăvește:

- În primul rând, consultați-vă medicul de familie

- Izolarea acestora într-o altă cameră și folosirea unei toalete separate

- Dezinfectarea suprafețelor frecvent atinse

- Evitarea folosirii obiectelor la comun cu ei

- Purtarea mănușilor la spălarea rufelor acestora

- Continuarea spălării frecvente a mâinilor

- Solicitarea purtării unei măști de protecție peste nas și gură

Necesarul de provizii:

- Dezinfectanți aprobați care respectă normele

- Dacă nu aveți dezinfectanți, faceți o soluție de înălbitor amestecând patru lingurițe de înălbitor la un litru de apă; sau folosind o soluție de alcool 70%

- Detergent pentru rufe

- Pungi de gunoi

- Medicamente cu prescripție medicală (acestea pot fi comandate prin poștă)

- Conserve – fructe, legume, fasole

- Produse uscate – pâine, paste, unturi de nuci

- Alimente congelate – carne, legume, fructe

Animale de companie:

- Supravegherea animalului de companie în curtea din spate dacă stați la casă

- Păstrarea distanței față de alți oameni atunci când plimbați animalul de companie

- Rugați pe cineva din gospodărie să aibă grijă de animalul dumneaoastră în cazul îmbolnăvirii

- Dacă în timp ce sunteți sau este cineva din familie bolnav și este necesar să aveți grija de animalul de companie, spălați-vă des pe maini

Capitolul a fost modificat dintr-un articol al lui Scottie Andrew, CNN

Sursele informațiilor sunt:

Dr. Leana Wen, fost inspector în sănătate din orașul Baltimore, medic de urgență și profesor de sănătate publică la Universitatea George Washington din Washington.

Dr. Koushik Kasanagottu, medic rezident în medicină internă la John Hopkins Bayview Medical Center din Baltimore, Maryland.

Dr. Richard Kuhn, medic specialist in virusologie, director al Institutului Purdue de Pnumologie, Imunologie şi Boli Infecţioase şi redactor-şef al revistei „Virusologie".

Centrele pentru Prevenirea şi Controlul Bolilor

Addendum

Resurse utile

- Informați despre cancerul de cap și gât publicate de Societatea Americană a Cancerului: http://www.cancer.gov/cancertopics/types/head-and-neck/

- Site-ul de susținere a pacienților cu cancer de cap si gât di Marea Britanie: https://www.macmillan.org.uk/information-and-support/larynx-cancer

- Asociația Internațională a pacienților laringectomozați: https://www.theial.com/

- Fundația Cancerului Oral: http://oralcancerfoundation.org/

- Fundația Cancerului Gurii: http://www.mouthcancerfoundation.org/

- Susținere pentru oamenii cu cancer în sfera capului și gâtului: http://www.spohnc.org/

- Site conținând linkuri utile pentru laringectomizați și alte neoplazii ale capului și gâtului: http://www.bestcancersites.com/laryngeal/

- Buletin informativ pentru laringectomizați de către Itzhak Brook MD. Managementul COVID-19 la laringectomizați

- https://laryngectomeenewsletter.blogspot.com/

- Alianța pentru Cancerul de Cap și Gât la: http://www.headandneck.org/

- Comunitatea de susținere din Alianța Cancerului de cap și gât: http://www.inspire.com/groups/head-and-neck-cancer-alliance/

- WebWhispers: http://www.webwhispers.org/

- Cartea Self Help for Laryngectomee de Edmund Lauder: https://www.inhealth.com/product_p/ta5000.htm

- Vocea mea – Informații, Itzhak Brook MD: http://dribrook.blogspot.com

- Ghidul Pacientului Laringectomizat de către Itzhak Brook MD. Volum broșat și Kindle la http://amzn.to/150n3to. Descărcare gratuită la http://www.entnet.org/content/laryngectomee-guide

- Ghidul Pacientului Laringectomizat Ediția Extinsă, ediția a IV-a. de către Itzhak Brook MD, Volum broșat și Kindle la https://www.amazon.com/dp/1795508299 Descărcare gratuită la http://bit.ly/38BJUnt

- Brook I. Vocea mea: experiența personală a unui medic cu cancer de gât. Createspace, Charleston SC, 2009. ISBN: 1-4392-6386-8 Volum broșat și Kindle la http://goo.gl/j3r51V Descărcare gratuită la https://dribrook.blogspot.com/p/my-voice-physicians- personal-experience.html

Grupuri pentru laringectomizați pe Facebook

- Throat and Oral Cancer Survivors

- Laryngectomy Support

- Survivors of Head and Neck Cancer

- Larynx laryngeal Cancer Information and Support

- Webwhispers grupul Facebook

- Support for People with Oral Head and Neck Cancer

Listă de furnizori importanți pentru dispozitive medicale necesare pacinetului laringectomizat:

- Atos Medical: http://www.atosmedical.us/

- Bruce Medical Supplies : http://www.brucemedical.com/

- Fahl Medizintechnik: http://www.fahl-medizintechnik.de/

- Griffin Laboratories: http://www.griffinlab.com/

- InHealth Technologies: http://store.inhealth.com/

- Lauder The Electrolarynx Company: http://www.electrolarynx.com/

- Luminaud Inc.: http://www.luminaud.com/

- Romet Electronic larynx: http://www.romet.us/

- Ultravoice: http://www.ultravoice.com/

- Ceredas: http://www.ceredas.com/

Despre autor

Dr. Itzhak Brook este un medic specializat în pediatrie şi boli infecţioase. Este Profesor de Pediatrie la Universitatea din Georgetown, Washington, D.C., supraspecializat în infecţiile cu anaerobi din regiunea capului si gâtului, inclusiv sinuzită. A cercetat amplu infecţiile tractului respirator şi infecţiile dobândite după expunerea la radiaţii ionizante. Dr. Brook a fost în Armata americană pentru 27 de ani. Este autorul a şase cătţi medicale şi a publicat peste 750 de articole ştiinţifice. Este editor în trei reviste medicale şi co-editor în patru. Dr. Brook este autorul cărţii „Vocea mea – O experienţă personalăa unui medic asupra războiului Yom-Kippur". Este membru al alianţei pentru Cancerul de Cap si Gât. Dr. Brook a primit premiul Academiei Americane de Otorinolaringologie şi Chirurgia capului şi gâtului în 2012 – J. Conley Medical Ethnics Lectureship Award. Dr. Brook a fost diagnosticat cu cancer de gât în 2006.

www.ingramcontent.com/pod-product-compliance
Lightning Source LLC
Chambersburg PA
CBHW081811220526
45467CB00007B/2167